TEXTE : GILBERT DELAHAYE
IMAGES : MARCEL MARLIER

martine
en avion

casterman

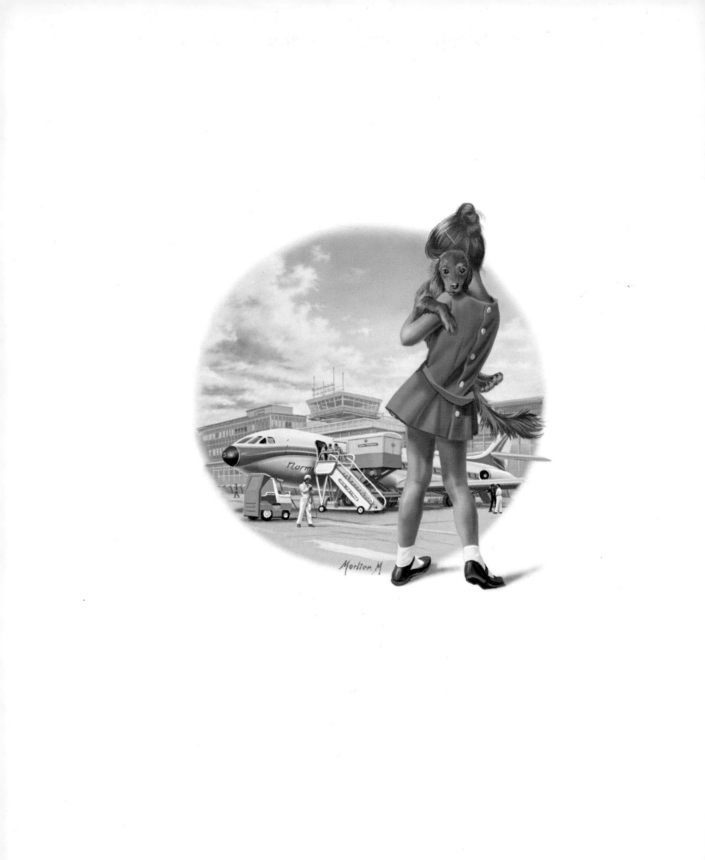

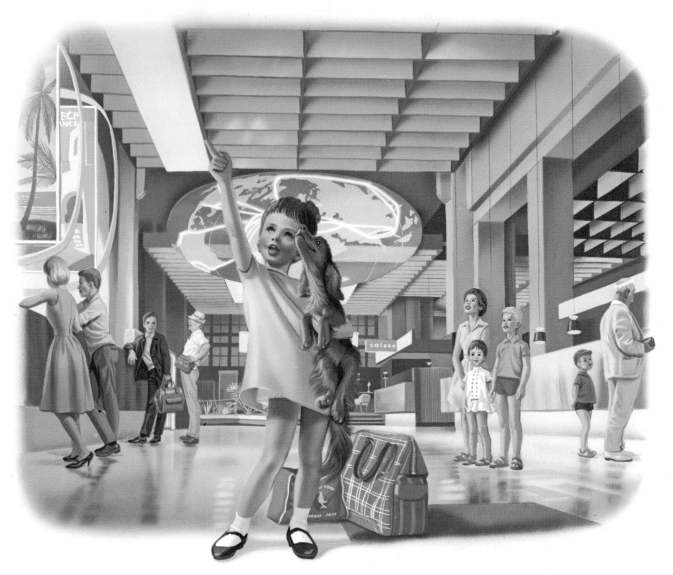

Cet été, Martine et sa maman vont passer leurs vacances à l'étranger.

Les voici à l'agence de voyages. Sur les murs, il y a des affiches touristiques avec des avions, des bateaux et de jolis paysages.

— Tu vois, dit Martine à Patapouf, ceci, c'est la Méditerranée. Voilà l'Espagne et l'Italie. Rome est là sur la carte.

— Que désirez-vous? demande l'employée.

— Nous voudrions aller en Italie.

— Eh bien, prenez l'avion. C'est tellement agréable! En quelques heures vous serez arrivées.

— C'est une excellente idée!

Comme il reste encore quelques places dans le prochain avion, la maman de Martine s'est décidée tout de suite. Les billets pour le voyage sont retenus. Les chambres à l'hôtel sont louées.

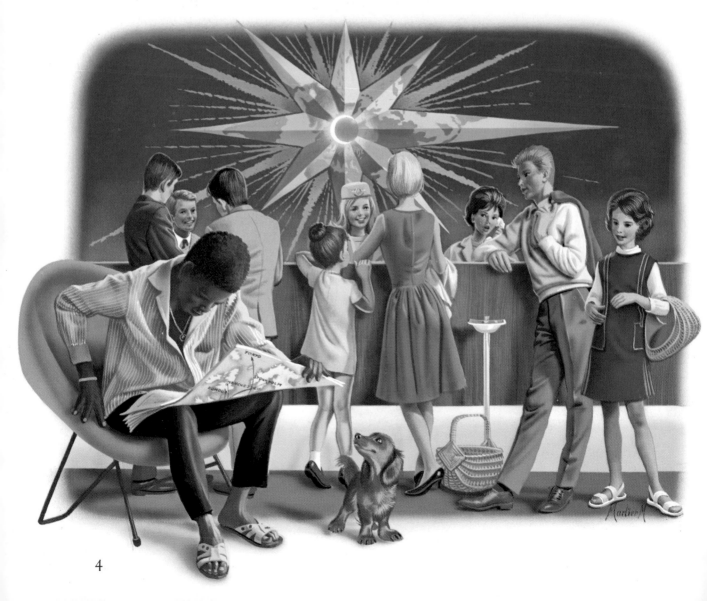

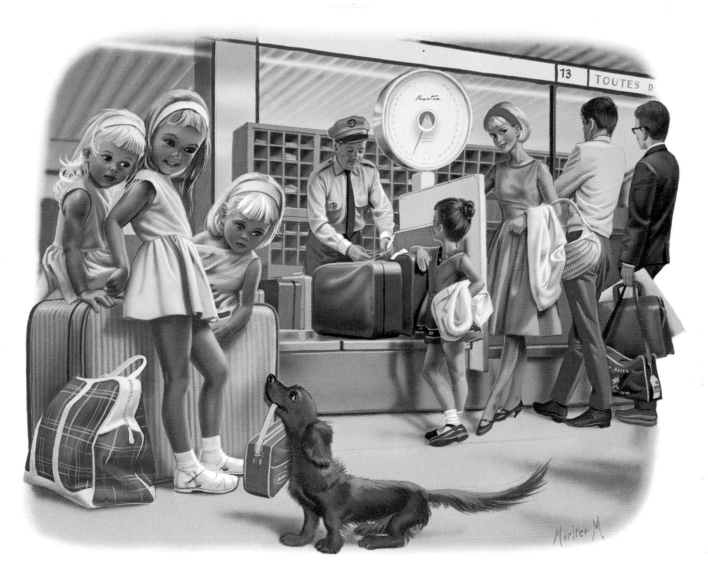

Au jour fixé, papa conduit Martine et sa maman à l'aérogare. Patapouf les accompagne.

Un tapis roulant emporte la valise de Martine. Les haut-parleurs annoncent les départs pour toutes les grandes villes du monde.

Quelle heure est-il? Il reste encore vingt minutes pour aller faire un tour sur la terrasse.

De là, on aperçoit la Caravelle qui va emporter Martine. Elle fait 800 km à l'heure, mesure 32 mètres de long, vole à 10.000 mètres de hauteur et pèse 48 tonnes avec son chargement et ses 75 passagers.

Les valises s'empilent dans la soute aux bagages. On achève le plein de carburant. On met en place la passerelle qui conduit à la cabine.

L'avion est prêt pour le départ. Il est temps de se rendre sur la piste.

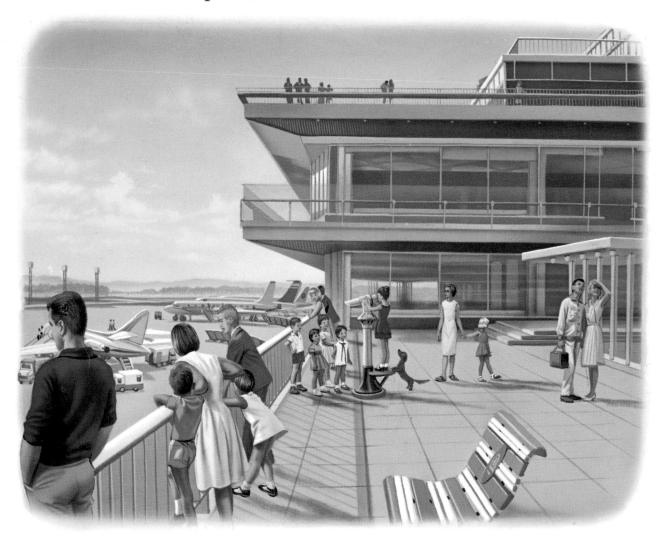

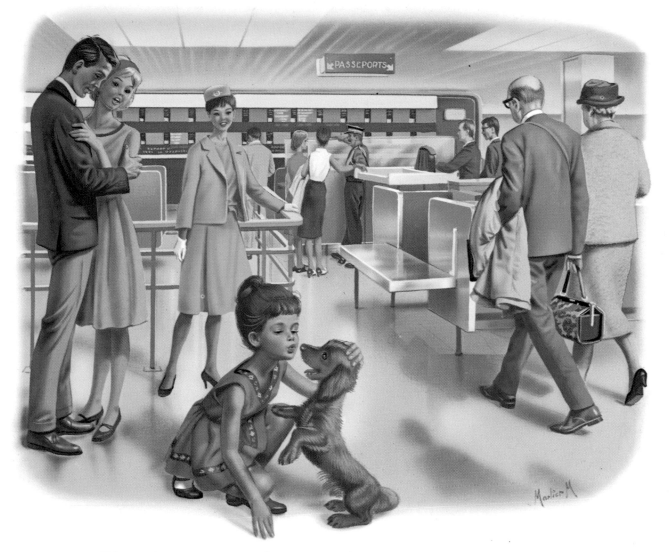

— J'espère que tu feras un bon voyage, dit l'hôtesse de l'air en souriant à Martine.

— Est-ce que je peux emmener Patapouf? demande Martine à son papa.

— Oh non, il doit rester à la maison avec moi. Nous irons bientôt vous rejoindre.

— Oui, venez sans tarder, dit maman.

On s'embrasse. On se dit au revoir.

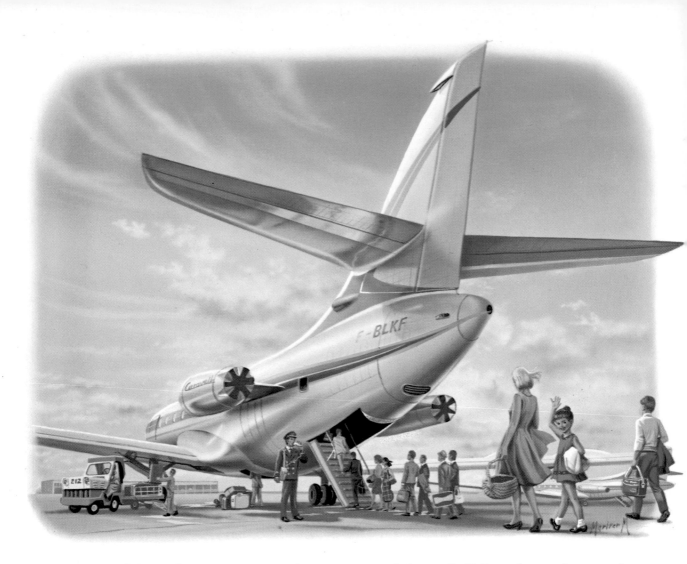

C'est le moment de monter à bord. Martine s'apprête à gravir la passerelle avec sa maman.

Une porte s'ouvre sous la queue de l'appareil. C'est par là qu'on pénètre dans l'avion.

— Au revoir, fait Martine en levant la main.

Elle n'a pas vu que Patapouf l'a suivie sur la piste. Il se cache derrière les bagages. Il agite la queue comme pour dire : « Vous allez voir, j'ai une bonne idée. »

Les voyageurs ont pris place dans l'avion. Le pilote s'installe aux commandes. Dans la tour de contrôle, on donne les dernières instructions. C'est le départ. Les mécaniciens s'éloignent sur la piste. Les moteurs rugissent.

L'avion roule sur le tarmac. Il prend de la vitesse.

Le voici qui décolle. Ainsi commence le voyage de Martine.

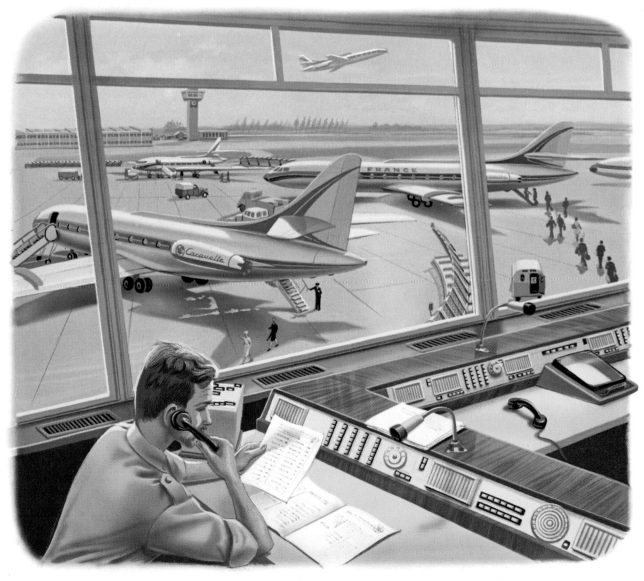

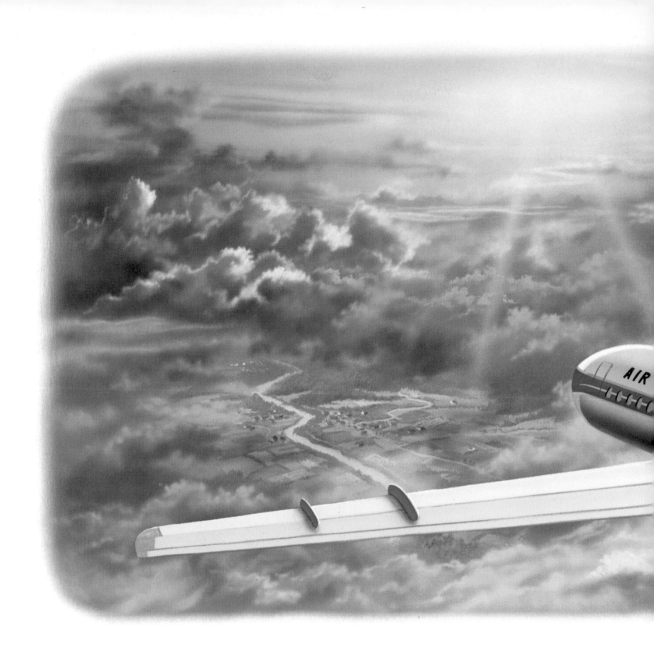

La ville est loin en arrière maintenant.

L'avion vole en plein ciel. Ses moteurs remplissent
l'espace de leur tonnerre. Ses ailes luisent au soleil.
Les radars le guident. Pour préparer son itinéraire, on
a consulté la météo. Il se joue de l'averse, du brouillard,
de la tempête.

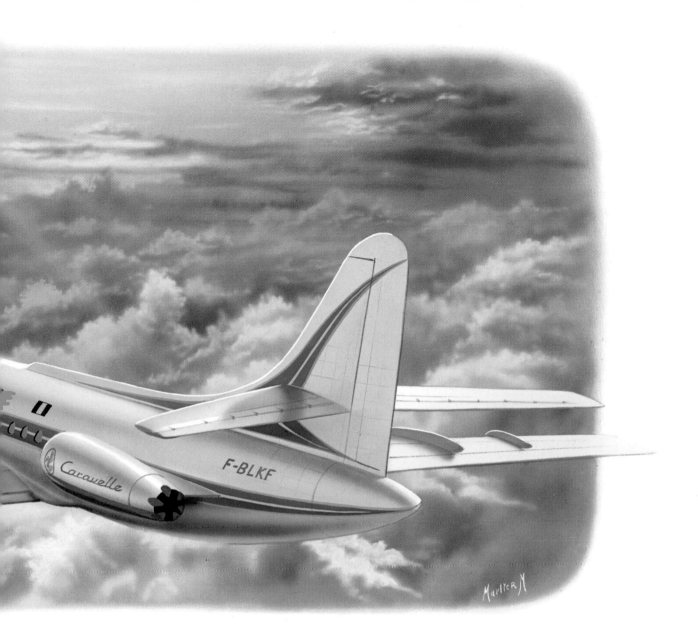

Tout en bas, la terre déroule son tapis de forêts, de moissons, de prairies. A travers les hublots, on distingue à peine les fleuves, les routes, les villages. Tout paraît minuscule, vu de si haut. Les villes sont comme des fourmilières et les maisons comme de petits cailloux cachés dans la verdure.

A bord, tout va bien.

Le pilote manœuvre le gouvernail et maintient l'appareil sur la bonne route. Il surveille les aiguilles, les compteurs, les manomètres. Rien ne lui échappe.

Le copilote observe le ciel et les nuages, qui sont comme de hautes montagnes.

Le radio écoute les consignes que lui envoient les aérodromes. Il donne les dernières nouvelles du voyage.

Le mécanicien veille à la bonne marche des appareils.

C'est une chance d'avoir un tel équipage...

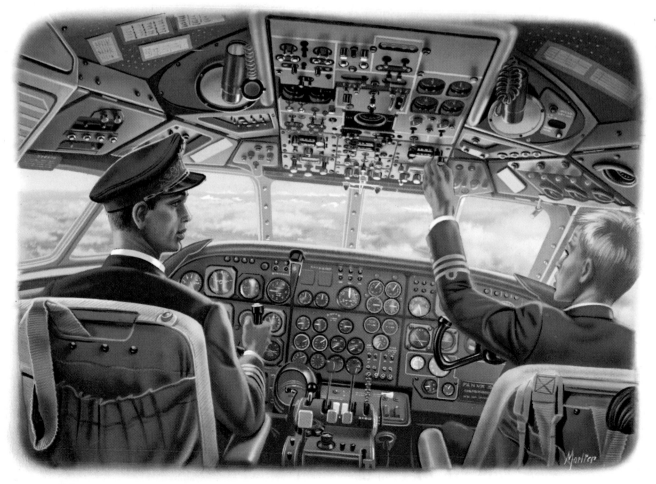

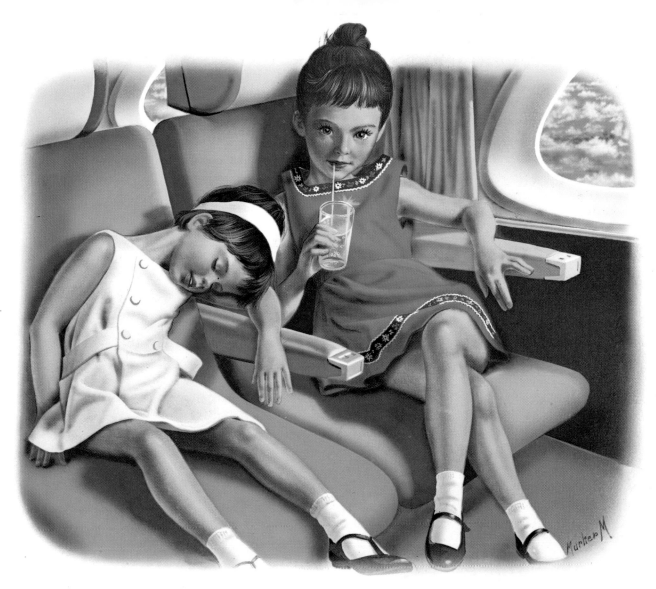

    ... et Martine poursuit son voyage comme dans un rêve. Elle s'est installée dans son fauteuil. Sous l'accoudoir, il y a un bouton pour déplacer le dossier quand on a envie de se reposer et un autre pour appeler le steward :

    — Puis-je avoir une orangeade, s'il vous plaît?

    Cet avion est vraiment confortable On y peut rêver, lire, écouter la musique.

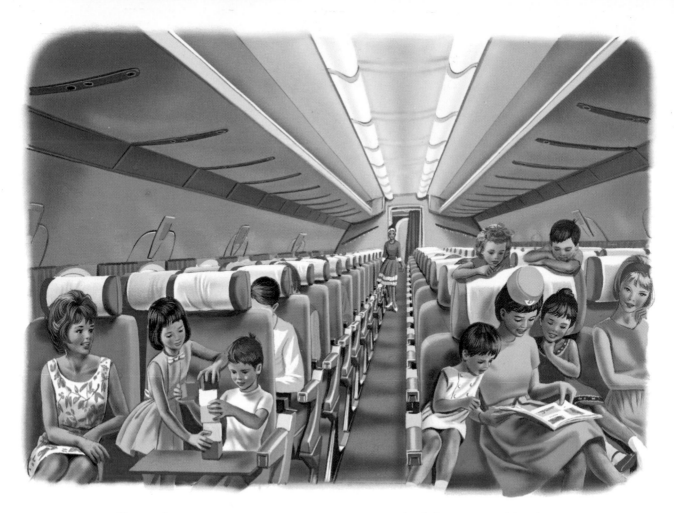

On s'y amuse presque aussi bien qu'à la maison avec les jeux de cubes, les albums, les images.

Et puis, l'hôtesse de l'air est si gentille! Les enfants qui voyagent en avion l'aiment beaucoup. Pour faire passer le temps, elle présente les nouveaux compagnons de voyage :

— Voici Martine.

— Moi, je m'appelle Thérèse.

— Et moi, Jean-Luc, dit un petit garçon. J'ai sept ans et je viens de Londres.

C'est l'heure du dîner.

Le repas est prêt. La table n'est pas très grande, mais il n'y manque rien... Tiens, on a posé un petit bouquet à la place de Martine. Qui a pensé à le mettre là? Le pilote? Il a trop à faire. Le radio? Il est justement occupé avec ses écouteurs.

Oui, vous l'avez deviné. C'est l'hôtesse de l'air.

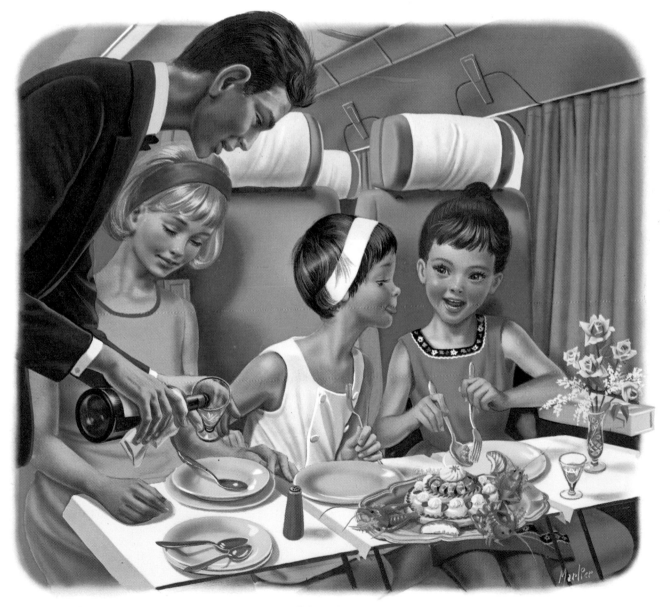

Pendant ce temps, il se passe quelque chose d'anormal dans la soute aux bagages.

Voici. Au moment du départ, comme tout le monde était occupé à embarquer, le pilote, le radio, le mécanicien, le steward, l'hôtesse de l'air et les voyageurs, vite Patapouf en a profité pour se faufiler parmi les bagages.

Quand l'avion a décollé, il n'osait pas bouger. A présent, quel remue-ménage. Il s'amuse à dénouer les sangles. Il fait la culbute parmi les valises.

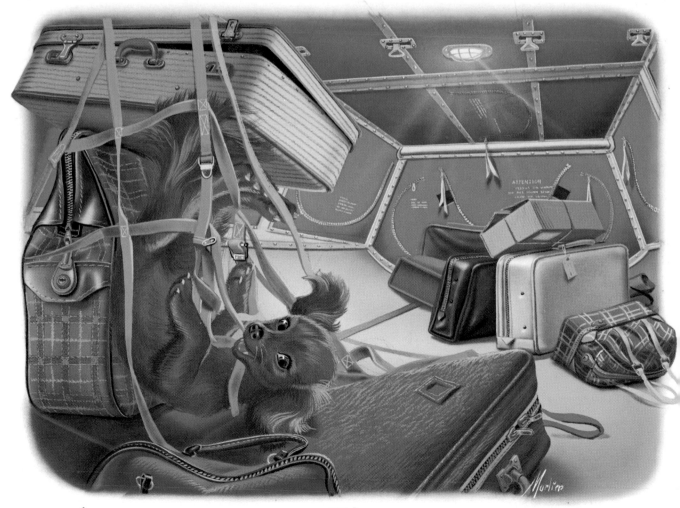

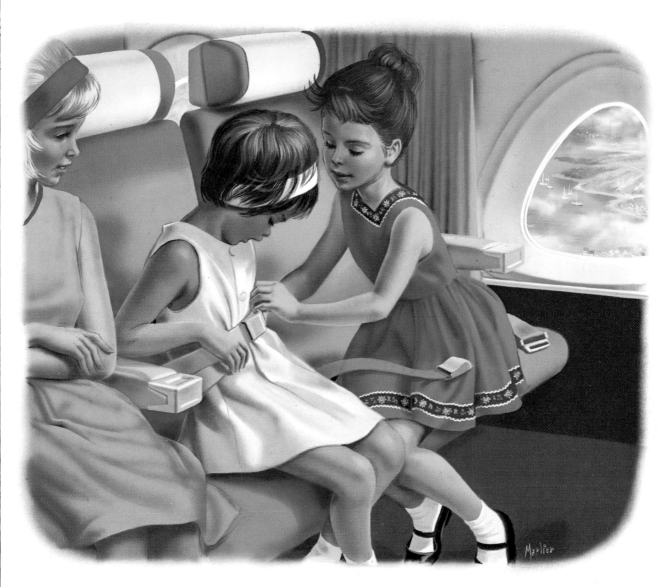

Mais on voyage vite en avion. Après la plaine, la montagne, la mer, l'Italie et ses villas toutes blanches. Passent les villages, les lacs bleus, les cyprès et les palmiers. L'avion descend doucement. On est presque arrivé.

— Attachez vos ceintures. Nous allons atterrir, dit l'hôtesse de l'air.

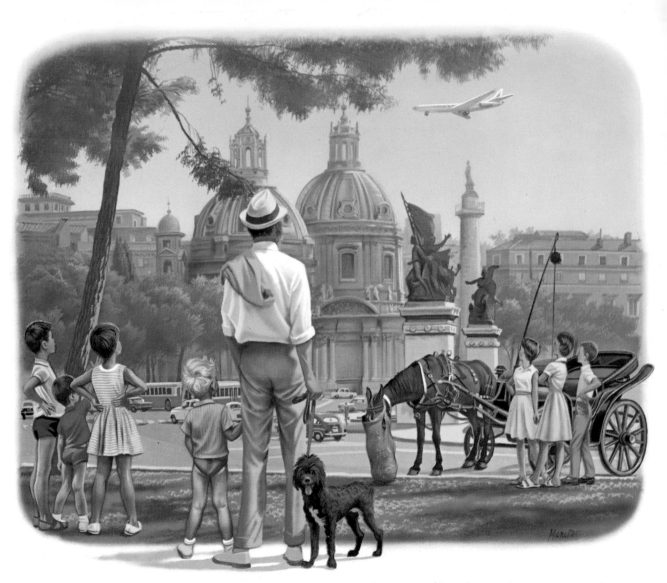

Et voici Rome. L'avion descend de plus en plus bas. On dirait qu'il va faucher les clochers et les cheminées d'usines avec ses grandes ailes. Dans les rues, les gens lèvent la tête.

— Regarde, dit un petit garçon, il a sorti son train d'atterrissage... Est-ce que tu as déjà été en avion?

— Non, mais quand je serai grand, je me ferai pilote et j'irai jusqu'au bout du monde.

L'avion vient de se poser sur la piste. Martine débarque avec sa maman. Quelle surprise! Voilà Patapouf qui sort de la soute aux bagages. C'est une joie de se retrouver! Vite Martine prend son petit chien dans ses bras.

— Je vous souhaite un bon séjour à Rome, dit l'hôtesse de l'air.

— Je vous remercie, répond la maman de Martine. Nous avons fait un excellent voyage. Nous sommes heureuses d'être en Italie. C'est un pays merveilleux.

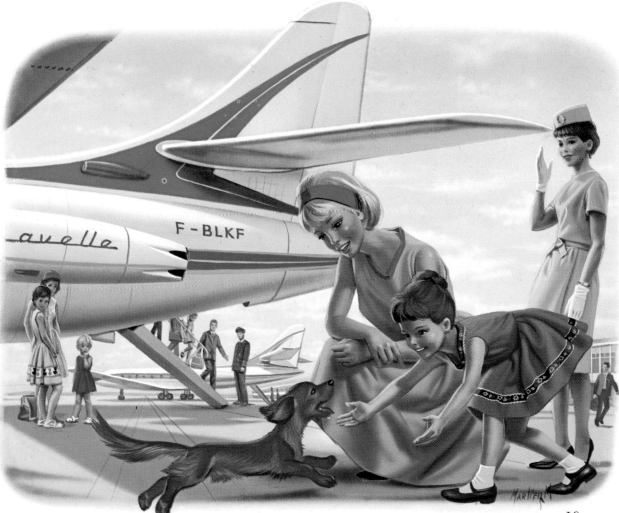

Imprimé en Belgique par Casterman, s.a., Tournai. Dépôt légal : 3e trimestre 1965 ; D. 1985/0053/196.
Déposé au Ministère de la Justice, Paris (loi n° 49.956 du 16 juillet 1949 sur les publications destinées à la jeunesse).